DE LA
FIÈVRE PERNICIEUSE
CHOLÉRIQUE

PAR

Alphonse MARTIN

DOCTEUR EN MÉDECINE DE LA FACULTÉ DE PARIS

Ex-interne et lauréat des hôpitaux d'Alger et de Versailles
Ex-chef de clinique du Dr Desmarres
Médecin de l'usine E. Carré et de la Compagnie des voyageurs et commis
Professeur d'hygiène à l'Association philotechnique, etc.

PARIS

ALPHONSE DERENNE

52, boulevard Saint-Michel, 52.

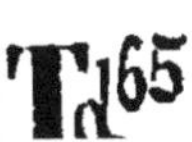

DE LA
FIÈVRE PERNICIEUSE
CHOLÉRIQUE

PAR

Alphonse MARTIN

DOCTEUR EN MÉDECINE DE LA FACULTÉ DE PARIS

Ex-interne et lauréat des hôpitaux d'Alger et de Versailles
Ex-chef de clinique du Dr Desmarres
Médecin de l'usine E. Carré et de la Compagnie des voyageurs et commis
Professeur d'hygiène à l'Association philotechnique, etc.

PARIS

ALPHONSE DERENNE

52, boulevard Saint-Michel, 52.

AUX MIENS, A MES AMIS

A MES MAITRES

A MON PRÉSIDENT DE THÈSE

M. PARROT

M. C. GROS

Professeur à l'école de médecine d'Alger.

FIÈVRE PERNICIEUSE CHOLÉRIQUE

DIVISION DU SUJET

Avant-propos.
Définition.
Étiologie.
Anatomie pathologique.
Diagnostic et symptomatologie.
A. — Diagnostic différentiel entre le choléra et la fièvre cholérique.
B. — Entre la fièvre algide et la fièvre cholérique.
Observations.
Traitement.
Conclusions.

AVANT-PROPOS

Dans un pays où le miasme paludéen règne à l'état endémique et d'une façon presque constante, on a pu cons-
tater, au moment des épidémies cholériques, l'apparition
d'une fièvre qui ressemble au choléra, aussi terrible que ce
dernier, avec des symptômes presque identiques, mais par
contre accessible au traitement lorsque le diagnostic est
promptement posé.

Malheureusement les éléments de diagnostic sont presque
nuls. Nous avons cherché à les grouper, nous y avons ad-
joint un nouveau signe de diagnostic, la perte d'élasticité de la peau, signe assez sérieux dans les cas diffi-
ciles, suivant M. le professeur Gros, pour établir le
diagnostic.

Notre tâche est ardue et il est peut-être osé de l'aborder,
mais nous espérons que la difficulté que nous avons éprouvée pour mener à bien ce travail, plaidera en notre faveur
car nos recherches ont été laborieuses. Parmi les nombreux
auteurs qui se sont occupés des fièvres paludéennes, presque tous ont simplement donné un aperçu succinct de cette
maladie, d'autres n'ont fait que la citer pour mémoire,
dans leurs classifications.

Parmi les auteurs que avons compulsés, nous citerons :
Torti, Broussais, Mongellaz, Brown, Gianini, Nepple,
Masurel, Audouard, Maillot, Collin, Jacquot, Griesinger,

Trousseau, Racle, Jaccoud, Bailly, Armand, Valery-Meunier, Laveran, Haspel, Dutroulau, Durand de Lunel, Antonini, Monnard frères, Fournier, thèse de Montpellier 1864, etc., etc.

DÉFINITION

Définition. — On appelle pernicieuses les fièvres intermittentes qui par la perturbation apportée dans l'économie, mettent en peu de jours, et même en peu d'heures, la vie du malade en très grand péril (Trousseau).

La perniciosité est constituée par l'aggravation des symptômes habituels de la fièvre paludéenne ou par l'apparition d'accidents insolites souvent mortels (Verdier). En effet dans le premier cas, quand il y a exagération des phénomènes qui constituent le frisson, on a la fièvre algide ; l'exagération de la réaction fébrile nous donnera la fièvre ardente, de la sueur, la fièvre sudorale. Dans le deuxième cas, ce sont les complications de troubles fonctionnels frappant les organes essentiels à la vie qui caractérisent l'accès pernicieux. Les anciens avaient désigné ce dernier genre de fièvres du nom de *comitatæ.*

Dans la première classe rentrent les fièvres pernicieuses, algides et sudorales.

Dans la deuxième classe, si les fièvres intéressent les appareils nerveux, circulatoire ou digestif, nous aurons les fièvres pernicieuse, comateuse, apoplectiforme, délirante, la tétanique ou épileptique, la syncopale, la cardialgique, la péripneumonique, la pleurétique, la dysenterique, la cholérique, etc.

Ces dénominations caractérisent assez bien chacune de

ces fièvres. La cholérique faisant seule partie de notre sujet c'est d'elle seule dont nous allons nous occuper.

A quel type appartient la fièvre cholérique ? Cette question est assez difficile à résoudre, car en Algérie les médecins ont remarqué que la fréquence des fièvres pernicieuses était à son maximum chez les malades atteints de fièvres rémittentes ou pseudo-continues, et qu'elle est moindre chez ceux qui sont atteints de fièvres quotidiennes ; tandis que les médecins qui n'ont observé qu'en Europe rattachent cette fièvre au type tierce (Collin).

Nous ajouterons que la pernicieuse cholérique peut se manifester de prime abord et tuer le malade au premier accès. C'est avec la fièvre comateuse, celle qui nous a paru la plus dangereuse. « Le type et la forme ne sont pas plus le cachet de la fièvre pernicieuse que de la fièvre simple ; ce qui la caractérise c'est l'élément particulier de gravité auquel on a donné ce nom de perniciosité. La gravité de la fièvre pernicieuse éclate brusquement et menace immédiatement la vie ; son premier accès est souvent mortel, et elle dépasse rarement le troisième paroxysme (Dutroulau). » Cependant le même auteur dit plus loin que neuf fois sur dix des accès simples ont précédé l'accès pernicieux.

ETIOLOGIE

Le miasme paludéen seul n'est pas cause de la fièvre cholérique, car en effet, il est rare de voir survenir ce type de fièvre en dehors d'une épidémie de choléra, tandis qu'à ce moment et dans les pays où règne continuellement le choléra ainsi que dans la Cochinchine, de toutes les fièvres pernicieuses, la cholérique est la plus fréquente.

Les causes occasionnelles sont celles qui engendrent les fièvres intermittentes, telles que : la présence des marais, le mélange d'eau douce et d'eau de mer ; suivant Salisbury, la présence d'une algue du genre palmella. Ces spores ne se rencontrent dans l'atmosphère que pendant la nuit, et ne peuvent s'élever qu'à cent pieds au-dessus du sol. On retrouve ces palmelles dans l'expectoration et l'urine des fébricitants.

La présence des marais n'est pas absolument nécessaire au développement des fièvres, car il suffit de travaux de terrassement pour les voir apparaître.

Beaucoup de pays à fièvres paraissent au premier abord secs et nullement marécageux, mais d'après le Dr Armieux, il n'en est rien car il existe des marais souterrains produisant le miasme palustre.

Dans les montagnes ce fait peut être expliqué ainsi que l'a écrit le Dr Valéry Meunier (compte-rendu d'une mission médicale au Guadarrama, 1863). « On serait, dit-il, tenté de croire que des terrains composés essentiel-

lement de roches, dures, impénétrables, ne pourraient donner lieu à des évaporations ou à des exhalaisons considé-
rables, mais c'est précisément le contraire, et il n'y en a
peut-être pas où tous ces phénomènes se produisent avec
plus d'intensité. D'abord la plus grande partie de ces
masses granitiques n'est pas homogène, des feldspaths dé-
composés, des schistes micacés et argileux, alternent souvent
avec les noyaux les plus durs ; puis leur surface tourmen-
tée et anfractueuse est ordinairement recouverte d'une couche terreuse, d'épaisseur variable, provenant de la décom-
position du granit lui-même, ou des schistes altérés et friables. Il en résulte que les eaux qui tombent pendant la
saison des pluies sont absorbées en grande quantité ; ren-
contrant une couche dure et impénétrable, elles sont re-
tenues stagnantes dans les anfractuosités et constituent pour
la saison des chaleurs une réserve presque inépuisable
d'évaporation. »

D'après Griesinger, la fièvre intermittente présente dans
certaines localités à l'égard du choléra une disposition remarquable et évidente, qu'on ne saurait considérer comme
accidentelle, cependant elle n'est pas constante. Dans
beaucoup de contrées où la fièvre intermittente ne règne
point ou rarement, exemple : à Vienne en 1831, à Munich
1853, 1854, à Berlin 1846, à Constantinople 1846, on
remarqua que les fièvres paludéennes devinrent tout à coup
fréquentes pendant un certain laps de temps, puis cessè-
rent peu de temps avant l'apparition du choléra, pour re-
venir souvent après la disparition de l'épidémie.

Nous ajouterons qu'en Afrique dans les endroits où règne d'une façon endémique la fièvre paludéenne, les méde-

⸺ cins de colonisation ont eu souvent à remarquer ce fait que tout à coup la fièvre cessait de décimer la population et finissait même par disparaître presque complètement pour faire place au choléra. Nous avons eu l'occasion d'observer ce fait en 1866 au moment où le choléra sévissait à la Maison Carrée près d'Alger, pays fièvreux par excellence, ce fait nous surprit fort et M. le Dr Payn nous assura qu'à diverses reprises il a pu observer ce phénomène, qu'il considère aujourd'hui comme règle.

La cause, d'après Pettenkofer, en serait dans ce fait que la crue des eaux souterraines, qui semble parfois précéder les épidémies de choléra amène à sa suite le développement de la fièvre intermittente, tandis que l'épidémie de choléra ne survient qu'au moment de l'abaissement du niveau de ces eaux.

Les lignes qui suivent, empruntées à l'excellent ouvrage de M. Collin sur les fièvres intermittentes, nous apprennent que la fièvre cholérique, survient au moment des fortes chaleurs ; cependant nos observations démontreront que ce point n'est pas toujours exact, car c'est surtout en septembre et octobre que nous avons vu surgir cette maladie, moment où les pluies commencent à tomber.

« La fièvre cholérique n'a fait défaut dans aucune des trois périodes endémo-épidémiques que j'ai observées à Rome et à Civitta-Vecchia ; mais toujours elle m'a offert ce caractère plus spécial pour elle que pour toutes les autres de n'apparaître qu'à une phase restreinte de ces périodes ; je n'en ai guère vu que pendant le mois de juillet et d'août et la fièvre cholérique me paraît plus saisonnière que toutes les pernicieuses ; celle qui dépend le plus des conditions météorologiques. Sous ce rapport, elle diffère notablement de la fièvre algide propre à l'été comme à l'automne ; nous l'avons vue reparaître chaque année à l'époque où dans nos régions du nord reviennent périodiquement aussi les attaques de choléra nostras. c'est-à-dire au moment des grandes chaleurs.

Il nous semble donc que les accès cholériformes ne sont pas aussi exclusivement dus au miasme palustre que les autres accès pernicieux ; ce qui confirme notre opinion à cet égard, c'est le fait de l'extrême fréquence de cette forme dans les pays où règne à côté de la malaria proprement dite, l'influence spéciale qu'on pourrait appeler cholérigène, en Cochinchine où notre armée a perdu un grand nombre de cholériques, la manifestation pernicieuse la plus commune a été la fièvre cholériforme.

Une remarque analogue ressort de l'examen des faits qui se sont passés à Ancône en 1865. On sait combien fut terrible alors en cette ville l'épidémie de choléra ; or, au moment où le mal indien avait presque entièrement disparu, il se manifestait encore chaque jour un certain nombre d'atteintes fort graves faisant croire à sa persistance ; c'étaient des fièvres pernicieuses qui sont loin d'être rares à Ancône, mais qui, en 1865 sous l'influence de la constitution cholérique, se manifestèrent sous cette dernière forme avec une fréquence inusitée. L'année suivante, en 1866, le choléra était aux portes de Civita-Vecchia parmi les ouvriers occupés à construire la ligne ferrée du littoral, et je remarquai également alors l'augmentation du nombre des pernicieuses cholériques dans notre garnison de cette ville.

Il semble donc qu'une constitution médicale spéciale favorise l'explosion des accès de ce genre, que cette constitution soit basée sur l'influence d'une épidémie cholérique venant de l'Inde ou simplement sur l'élévation de température qui dans nos pays, et particulièrement en Angleterre, fait éclater chaque année quelques cas de choléra nostras.

A ceux qui seraient tentés d'émettre l'opinion que la pernicieuse cholérique ne dépendrait pas de cette dernière cause, et ne se rattacherait pas étroitement aussi à l'influence toxique du sol, nous répondrions qu'à Rome la provenance des malades atteints d'accès cholériques prouvait avant tout l'origine miasmatique de leur affection. Tous ou presque tous provenaient en effet des quartiers les plus notoirement insalubres et qui nous envoyaient le plus de pernicieuses de tout genre » (Collin).

ANATOMIE PATHOLOGIQUE

« Les fièvres pernicieuses qui tuent le plus rapidement, au bout de quelques heures d'accès quelquefois, et qui par conséquent sont l'expression la plus intense et la plus tranchée de la maladie, ne laissent même souvent après elles aucune lésion apparente dans les organes. » Dutroulau (maladies des Européens dans les pays chauds).

Nous verrons par les diverses opinions émises par les auteurs que peu sont de cet avis.

D'après M. le professeur Jaccoud : « les fièvres intermittentes récentes, ne présentent aucune lésion, les autoposies sont du reste extrêmement rares. Plus ancienne, la maladie est anatomiquement caractérisée par une tumeur splénique due à l'hypérémie d'abord, puis à une exsudation diffuse dans le parenchyme (Wedl), avec ou sans foyers hémorragiques ; cette exsudation n'est cependant pas constante ; une tumeur de la rate déjà chronique peut être simplement constituée par la congestion, par l'hypertrophie du tissu et par la surabondance du pigment (rate pigmentaire de Griesinger). »

« Avec cette lésion existe une altération du sang, savoir diminution des globules rouges et de l'albumime, par suite, de la consomption fébrile, de la formation exagérée de pigment aux dépens des hématies et de la lésion des principaux organes de l'hématopoïèse (rate, foie, glandes lymphatiques, et muqueuse intestinale). L'augmentation des globules blancs n'est rien moins que fréquente ; dans quelques cas Cozzi a constaté la diminution des phosphates et l'accroissement de la cholestérine et du pigment biliaire.

Après les fièvres pernicieuses on observe souvent des congestions ou inflammations viscérales, des infarctus spléniques, l'infiltration pigmentaire de la couche corticale du cerveau, et l'accumulation du pigment dans le sang. »

« L'excès de pigment dans le sang appartient aux formes graves, et à la cachexie ; cette matière présente toutes les nuances depuis le gris-brun jusqu'au noir, elle communique à la peau et aux viscères une teinte gris-ardoisé caractéristique. Lorsque la pigmentation est générale, c'est dans la rate qu'elle est plus marquée, d'où l'on peut admettre que c'est dans cet organe surtout, que cette matière colorante prend naissance par altération des globules rouges ; cependant ce foyer de formation n'est pas seul, le foie et les glandes lymphatiques y sont adjoints. La circulation du pigment à l'état de liberté dans ce sang n'est pas le fait dominant de la mélanémie ; les recherches récentes ont établi que cette substance est principalement fixée dans les tissus, dans la paroi des vaisseaux et autour d'eux, et d'après Heschl, dans les petits vaisseaux cérébraux le pigment siège dans la membrane vasculaire et non pas dans le sang. C'est dans les formes pernicieuses, bien plus encore que dans la cachexie, que la pigmentation encéphalique est observée. »

« Quant au pigment qui circule réellement dans le sang, il paraît être contenu, au début, dans des cellules semblables aux leucocytes du sang ou de la rate ; après la des-

truction des membranes cellulaires, les molécules pigmen-
taires libérées se réunissent en granulations et en amas
plus ou moins volumineux. »

Trousseau a fait bon marché de la théorie de Frerichs
qui admettait que la production exagérée de pigment est
cause de deux phénomènes tout mécaniques : l'encombre-
ment d'une partie des capillaires et le barrage de la circulation, comme le feraient des embolies. « Pour lui la
pigmentation est due simplement à la destruction sur place
d'un certain nombre de globules, par stase du sang dans
les vaisseaux. Cette stase est elle-même un résultat de congestions viscérales répétées, congestions passives et dont
l'intensité est proportionnée à celle de la fièvre. » Il est
vrai de dire que Frerichs acceptait de nombreuses exceptions à sa théorie. « Si, dit-il, nous comparons les données
microscopiques avec les symptômes observés pendant la vie,
nous trouvons d'un côté des cas où en dépit de la coloration obscure du cerveau il ne se produit aucun trouble céré-
bral, et d'un autre côté des cas où des désordres cérébraux
existaient en l'absence de toute pigmentation de l'organe.
Il en était ainsi six fois sur vingt-quatre cas de fièvre intermittente céphalique. »

Lorsque la mort, disent MM. Antonini et Monnard
(frères), a été la suite d'un accès cholérique algide, la lésion
pathologique, dans le petit nombre d'ouvertures de cadavres
que nous avons pu faire, n'a jamais présenté qu'un caractère bien déterminé : ce caractère consistait dans ce ramollissement constant du cœur, ainsi que des principaux
viscères parenchymateux de l'abdomen, et dans un engorgement du système vasculaire mésentérique, quelquefois

appréciable jusqu'à la sui face des organes membraneux, les cadavres offraient, au surplus, les particularités suivantes :

« Forme et volume des membres rappelant des sujets forts et athlétiques ; peau livide presque cyanosée, largement ecchymosée sur les parties déclives du corps ; raideur cadavérique tardive, contraste entre le refroidissement considérable pendant l'accès et la tiédeur après la mort, chaleur manifeste, persévérant dans les deux grandes cavités du tronc ; sang terne et liquide sortant des incisions des téguments ; météorisme de quelques portions intestinales ; aspect violacé de quelques autres ; injection remarquable du réseau mésentérique ; ecchymoses et extravasations sanguines entre les deux feuillets du mésentère ; foie volumineux, d'un gris clair, olivâtre, moins facile à écraser, se réduisant facilement en bouillie, prenant l'aspect lie de vin, rompu spontanément dans quelques cas et ayant donné lieu à des infiltrations sanguines dans le tissu cellulaire du voisinage ; muqueuse intestinale blanchâtre, sans nuances sensibles, assez souvent avec des teintes cendrées, des vergetures violacées, légères, plus particulièrement dans l'estomac et vers la fin de l'intestin grêle que partout ailleurs ; cœur ramolli, facile à rompre ; engorgement violacé des poumons ; injection des méninges et pénétration de la substance cérébrale, comme dans la plupart des cas de mort rapide. »

M. Fauton dit « qu'il a toujours vu le foie conservant son volume et sa consistance normales, mais cependant un peu plus pâle comme coloration.

« La rate est le siège d'une congestion manifeste. Son volume est augmenté, son tissu mou et friable. »

M. Fournier (thèse de Montpellier, 1864) trouve dans la rate des lésions autrement sérieuses : « Le tissu cellulaire qui enveloppe la rate est fortement congestionné, ainsi que la portion du grand cul-de-sac de l'estomac qui l'avoisine. La rate est lobulée ; son volume est considérable, surtout dans son diamètre vertical qui est très allongé ; son poids est de 550 grammes. La membrane fibreuse d'enveloppe est épaissie et d'une couleur opaline, parsemée de plaques d'un noir brun foncé ; cette dernière coloration correspond à de véritables noyaux apoplectiques qui existent dans le parenchyme de l'organe. Ces noyaux formés de sang épanché dans la substance splénique sont d'un rouge foncé et noirâtre ; ils sont assez fermes et friables ; ils existent particulièrement au pourtour et dans les lobules de la périphérie ; de là, ils s'étendent jusque dans la profondeur du viscère. Dans le reste de son étendue, le tissu de la rate est mou, diffluent, réduit en pulpe liquide, de couleur lie de vin un peu foncé.

En général la rate est volumineuse ; son tissu est mou, friable, imprégné d'un liquide grumeux, d'une teinte vineuse ; la capsule se détache facilement et paraît épaissie.

Quant à nous, nous pourrons conclure que l'aspect de la rate peut nous éclairer sur le diagnostic *post mortem* de la fièvre cholérique, car non-seulement dans les cas que nous avons observés nous avons trouvé à l'autopsie des différences notables dans le volume, la coloration et la consistance de la rate, mais nous ajouterons que ces différences doivent être encore bien plus grandes lorsque nous dirons que bien des cholériques qui séjournaient dans notre ambulance étaient des gens vivant dans des endroits réputés fiévreux et étaient toujours sous le coup d'accès de fièvre palustre.

Quand la mort a été la suite d'un accès cholérique algide, la lésion pathologique n'a jamais présenté qu'un caractère bien déterminé ; ce caractère consistait dans un ramollissement du cœur, ainsi que des principaux viscères parenchymateux de l'abdomen (Antonini et Monard frères).

Telle est aussi l'opinion de Dutroulau, de Maillot, de Durand de Lunel, de Collin.

C'est, d'après M. Jaccoud, le système vaso-moteur et sympathique qui est atteint dans cette forme de pyrexie. Les transsudations et les hémorrhagies à la surface de l'intestin pourraient résulter de l'augmentation énorme de pression que subissent les vaisseaux intestinaux, consécutivement à l'obstruction des capillaires hépatiques par les amas de pigment.

DIAGNOSTIC ET SYMPTOMATOLOGIE

A. — Diagnostic différentiel entre le choléra et la fièvre cholérique.

B. — Diagnostic différentiel entre la fièvre algide et la fièvre cholérique.

A. — *Diagnostic différentiel entre le choléra et la fièvre cholérique.*

« Le diagnostic des fièvres pernicieuses est, de tous, le plus important, car l'existence du malade est menacée dès le second accès, surtout quand la marche de la maladie est subintrante, c'est-à-dire que les accès empiétent les uns sur les autres. Dans les conditions où [l'on peut soupçonner une fièvre intermittente, il ne faut pas hésiter à le faire en présence d'un cas d'algidité, d'apoplexie, de choléra, de dysentérie, et même de pleurésie ou de pneumonie, formes sous lesquelles se manifestent le plus ordinairement les pernicieuses. On portera ce jugement ou, au moins, on formulera ce soupçon si l'accident est inopiné, et s'il se présente en dehors des conditions où il se manifeste en quelque sorte normalement, ainsi une attaque de choléra en dehors de toute épidémie ou endémie, et indépendante de toute cause de refroidissement ou d'écart de régime ; une attaque apoplectiforme chez un jeune homme, seront attribuées à une fièvre pernicieuse dans un pays palustre. Aucun inconvénient ne peut résulter de là ; le malade en sera quitte pour une forte dose de quinine, qui le guérira si le diagnostic est juste, et qui ne compromettra pas son existence dans le cas contraire » (*Diagnostic médical de Racle*).

La chose au premier abord paraît facile. Mais on verra plus loin combien les auteurs sont peu d'accord sur la façon de poser le diagnostic. Aucun d'eux ne donne nettement les éléments qui doivent nous servir à établir une opinion nette et arrêtée sur l'affection qui nous occupe.

Parmi les médecins qui ont décrit avec le plus de soin la fièvre cholérique, il faut signaler Alibert, Maillot, Boudin, Dutroulau.

Voici en résumé, d'après ces auteurs, la description des symptômes. Frisson initial bientôt suivi de refroidissement des extrémités, de diarrhée et de vomissement. Les selles comme dans le choléra perdent peu à peu leur coloration et deviennent aqueuses et le plus souvent riziformes. Les crampes surviennent ainsi que l'oppression gastrique, le pouls devient plus petit, filiforme. Les urines se suppriment quelquefois. La peau perd de son élasticité. Mais si on la pince entre les doigts, disent les auteurs, le pli persiste quelque temps. Les yeux s'excavent, les lèvres deviennent bleuâtres; les extrémités se cyanosent. On remarque à la surface des membres et du tronc une teinte rougeâtre disséminée sous forme de traînées, de vergetures, de sugillations. L'algidité augmente mais se limite aux membres. La respiration devient anxieuse, profonde, la voix s'éteint. Le malade est tourmenté par une soif ardente et recherche avec avidité les boissons froides. Au milieu de ces désordres l'intelligence demeure ordinairement intacte.

Si l'accès doit avoir une heureuse issue, on voit les divers symptômes diminuer rapidement d'intensité. Les crampes sont ordinairement les premières à disparaître, puis les vomissements et la diarrhée. Le cours des urines se rétablit, la voix reprend sa force et son timbre primitif ; le pouls se relève et se régularise, la chaleur *reparaît au tronc* et ne tarde pas à se généraliser ; le calme se rétablit avec une rapidité remarquable.

Lorsque l'accès doit se terminer d'une manière funeste, tous ces symptômes ne tardent pas à acquérir un surcroît de gravité. On voit cependant assez souvent les selles, les vomissements et les crampes diminuer de bonne heure de fréquence et d'intensité. Mais le pouls devient de plus en plus misérable et finit par disparaître complètement à la radiale. L'algidité se généralise et la cyanose se montre aux extrémités ; le visage s'altère, les yeux s'excavent, la respiration s'embarrasse et le malade tombe dans le coma, ou bien il est pris de délire, et la mort le surprend assez brusquement dans cet état.

L'exploration de la région splénique, suivant M. Fanton, ne fournit pas de renseignements bien importants. La rate, dit-il, n'a présenté d'augmentation de volume appréciable que chez les individus qui étaient affectés d'une cachexie palustre bien caractérisée, et la douleur que la pression déterminait de ce côté paraissait liée à celle qui avait son siège à la région épigastrique.

Pour nous, nous établirons une distinction bien marquée entre la douleur siégeant au creux épigastrique et la douleur qui apparaît lorsqu'on presse sur la région splénique, la sensation éprouvée par le malade est tout autre, car il n'y à pas d'anxiété précordiale dans le deuxième cas il y a simplement douleur, et les malades qui ont encore leur raison et leur intelligence la différencient très nettement, et nous ajouterons que lors même qu'ils semblent privés de connaissance la pression sur la rate leur fait faire un mouvement de recul.

Il en est de même pour le signe de perte d'élasticité de la peau. Nos observations démontreront que dans le choléra l'élasticité de la peau n'existe plus, tandis que si elle est un peu amoindrie dans la fièvre cholérique, elle n'en persiste cependant pas moins. Ce signe ne nous a jamais manqué dans les quelques cas que nous avons observés.

Dans quels cas le retrouve-t-on ? Dans toutes les maladies où il se produit un amaigrissement rapide du sujet, cependant nous ajouterons que dans la recherche de cet élément de diagnostic, il faut tenir compte de l'âge du malade, de son état d'embonpoint ou de maigreur, car il est bien évident que la peau est bien plus rétractile chez l'enfant, que chez le vieillard et chez l'individu gras que chez celui qui est émacié. M. le professeur Parrot dans son remarquable ouvrage sur l'athrépsie décrit ainsi ce symptôme, signe d'amaigrissement lent et progressif.

« Quand le mal évolue lentement, il peut avoir deux « effets très différents que je vais faire connaître sans qu'il « me soit possible de préciser toutes les circonstances qui « déterminent l'un plutôt que l'autre.

« Dans un cas, les enfants, quel que soit leur état primitif, maigrissent d'une manière très lente et continue. « Peu à peu la graisse est résorbée, les muscles diminuent, la peau s'amincit, et, trop ample pour les parties

« qu'elle doit envelopper, elle se ride. Puis elle perd son
« élasticité, on la plisse aisément comme on le ferait d'une
« pâte et ces plis s'effacent lentement. Tout cela est très
« marqué sur le ventre qui est particulièrement mou et
« flasque. Rien ne distingue cette maigreur de celle que
« l'on voit survenir sous l'influence d'autres causes, si ce
« n'est, peut-être, ses traits accentués et en particulier les
« amples rides dont se couvrent certaines parties du tégu-
« ment. D'ailleurs, elle n'atteint en général ce degré que
« chez les enfants nés chétifs, et qui survivent longtemps
« aux premiers troubles. »

Dans le choléra et la fièvre cholérique au contraire la
maladie a frappé brusquement et l'amaigrissement a été
très rapide, dans l'un et l'autre cas.

Ce signe nous ne le voyons pas décrit dans les auteurs,
et Trousseau et Collin entre autres signalent la perte de l'élasticité de la peau comme symptômes de la fièvre cholérique.

Le froid est très manifeste même à la main dans les
deux cas, et ce que Lorain a dit sur le choléra peut servir
à la fièvre cholérique. Lorain (Choléra observé à l'hôpital
Saint-Antoine. Paris 1868) a observé chez les cholériques
quelque temps après la mort, une augmentation notable
de température qui persiste pendant une demi-heure environ ; il a montré que c'était surtout chez les sujets morts
dans l'état algide, qu'on observait cette augmentation de
température *post mortem*.

D'après M. Doyère, le thermomètre introduit dans le
rectum des cholériques algides accuse une élévation considérable de température, atteignant 42°.

Lorain de son côté a démontré que si la température

prise dans l'aisselle et sur la peau avait do grandes différences, il n'en était pas ainsi pour la température rectale
qui restait sensiblement la même.

Nous ajouterons qu'il parait en être de même pour la
fièvre cholérique car ces faits nous avaient frappés en faisant les autopsies. Nous avons toujours trouvé une température élevée dans les cavités thoraciques et abdominales,
tandis que pendant la vie la température peut descendre
suivant Griesinger de 6° à 8°.

B. — *Diagnostic différentiel entre la fièvre algide et la fièvre cholérique.*

Ces deux formes de manifestation d'empoisonnement
palustre se ressemblent assez pour que certains auteurs les
confondent.

C'est ainsi que M. Jaccoud ne différencie guère la fièvre
algide de la fièvre cholériforme.

« La pernicieuse cholériforme, dit-il, existe seule, ou bien
elle est unie à la fièvre algide ; elle est caractérisée par des
évacuations aqueuses incoercibles qui ont lieu par la bou-
che et l'intestin ; quand même le malade n'est pas algide
au début de ces accidents, la perte d'eau que subit le sang
amène bientôt l'insuffisence de la stase circulatoire de l'algidité, et la ressemblance est complète avec la période dite
algide du choléra asiatique.

Si la mort n'a pas lieu, la ressemblance s'étend même à
la phase ultérieure ; car par suite de la concentration et de
l'accumulation du sang dans les organes internes, ceux-ci
restent affectés de congestions intenses qui plongent le

patient dans un état typhoïde, tout à fait analogue au choléra typhoïde. Plus rarement on observe au lieu de selles séreuses, d'abondantes hémorrhagies intestinales. »

Nous nous rangeons plutôt à l'avis de M. Collin, car bien que l'algidité soit un des symptômes de la fièvre cholérique, celle-ci diffère de la fièvre algide non-seulement par les vomissements et la diarrhée qui en sont le caractère principal, mais encore par le facies des malades ; au lieu de la physionomie pâle et tranquille des individus atteints de la fièvre algide, ces derniers ont les yeux cernés, les orbites excavés, et la figure empreinte des souffrances que leur causent des crampes incessantes.

« De tous les accès pernicieux, l'accès cholérique est celui qui a le moins de tendance à récidiver. Nous avons d'autant mieux acquis cette conviction exprimée déjà par M. Maillot, que cette fièvre est une des moins graves parmi les pernicieuses et que par conséquent, on conserve un plus grand nombre de sujets atteints une première fois et chez lesquels la rechute pourrait se reproduire ; quand cette dernière a lieu c'est généralement sous une autre forme, comateuse ou algide particulièrement.

Il y a cependant quelques exceptions à cette règle et l'observation du soldat Figi est relative à un malade atteint à trois semaines d'intervalle de deux accès pernicieux cholériques ; il est vrai que, dans cet intervalle, le malade, sorti de l'hôpital était retourné dans le quartier insalubre où il avait été frappé une première fois ; il y a eu plutôt deux intoxications consécutives qu'une véritable rechute comme on l'entend pour les fièvres périodiques (Collin). »

Tout en acceptant la façon dont M. Collin établi la différence qui existe entre la fièvre algide et la cholérique, nous nous séparons de lui lorsqu'il fait de la fièvre cholérique la fièvre pernicieuse la moins grave.

Malheureusement les observations qui suivent peuvent appuyer notre dire. Mais est-ce parce que nos malades étaient frappés pendant une épidémie cholérique et non au moment où il n'existe que des cas isolés de choléra et par suite moins graves? Nous pensons que là est le nœud de la question.

OBSERVATIONS DE FIÈVRE CHOLÉRIQUE

Observation I (Personnelle).

Fièvre cholérique légère.

Charton, Joseph, 31 ans, journalier, Français demeurant à l'Agha près d'Alger, est atteint de diarrhée depuis plusieurs jours, les vomissements l'ont pris dans la matinée.

Entré à l'embulance de Mustapha, le 14 septembre 1867 à quatre heures du soir. Le pouls à ce moment est très faible et petit, la voix est éteinte, douleur à l'épigastre et dans les jambes. Peau refroidie et cyanosée, mais ayant peu perdu de son élasticité. Diarrhée riziforme. Pas de vomissements. Absence d'urine, langue tiède. Le malade se plaint de maux de tête, les pupilles sont contractées, Charton nous ayant dit qu'il a eu autrefois les fièvres contractées au gué de Constantine, on percute la rate qui est volumineuse et douloureuse.

Traitement. — Potion sous-nitrate de bismuth, sulfate de quinine 0,50 centigr., frictions excitantes.

15 septembre. — La peau plus chaude a repris toute son élasticité, le pouls à 65 est plus fort, plus de crampes, diarrhée jaune verdâtre peu abondante, chaleur de tête, somnolence.

Même prescription que la veille.

16 septembre. — La diarrhée a disparu, le malade va bien, il a uriné dans la nuit, mais il conserve un peu d'hébétude de la face avec chaleur à la tête.

Même prescription que la veille, alimentation, soupe, œufs.

17 septembre. — Le malade rentre en convalescence salle Saint-Joseph où nous avons appris que plus tard il a été pris d'accès de fièvre intermittente.

Observation II

Fièvre cholérique. — Guérison.

Mme B... Pauline, 32 ans. Entre à l'ambulance de Mustapha le 16 septembre 1867, à 6 heures du soir. Tout le corps est froid, la face est légèrement cyanosée, mais la peau conserve toute son élasticité. Le pouls est petit, 60 pulsations. Diarrhée jaune verdâtre. Vomissements de même couleur. Douleur épigastrique. La région splénique est sensible au toucher. La malade a uriné dans la journée ; elle raconte que les jours précédents elle a eu de la fièvre. Langue sale. Crampes dans les jambes et les bras.

Traitement. — Potion sulfate de quinine 2 grammes. Infusion de thé. Potion excitante.

17 septembre. — Même état. La diarrhée a changé de coloration, les selles sont plus colorées. La malade a uriné.

Traitement. — Infusion de thé, lavement avec un gramme de sulfate de quinine, potion avec sous-nitrate de bismuth 4 grammes.

18 septembre. — La peau s'est réchauffée, mais la malade sommeille assez souvent, elle se plaint de douleurs de tête.

Traitement. — Extrait quinquina 4 gr.

19 septembre. — La malade va bien, le pouls est à 70'. La diarrhée a disparu, la voix est revenue. L'état de santé est assez bon pour que la malade demande sa sortie pour le lendemain.

L'observation suivante est celle d'un malade qui atteint de choléra a été pris d'une fièvre palustre qui a cédé de suite au traitement.

Observation III (Personnelle)

Bohll Michel, 36 ans, cantonnier du chemin de fer au gué de Constantine, entre à l'ambulance le 23 novembre 1866. Pris depuis la veille de diarrhée et de vomissements. La face est très cyanosée, les yeux enfoncés dans leurs orbites, la langue est sale. La température de la langue est normale. La peau froide a perdu son élasticité. Crampes violentes, vomissement bilieux. Selles riziformes. Pouls nul. Voix complètement éteinte. La région de la rate n'est pas douloureuse. Anorexie assez vive. Oppression.

Potion ipéca 1 gr. 50, puis le soir, aloès un gramme en pilules. Thé au rhum. Vésicatoire sur l'épigastre. Frictions térébenthinées.

24 *novembre*. — Le malade a vomi très abondamment après la prise de l'ipéca. Les selles sont légèrement verdâtres, la voix est revenue, l'anxiété précordiale a disparu, le pouls est normal, la peau a repris son élasticité. Plus de crampes. Réaction douce. Le malade urine dans la journée.

Traitement. — Thé au rhum, vin cordial, bouillon.

25 *novembre*. — Le mieux se continue, le malade se lève dans la journée, mais il a deux selles jaunes et diarrhéiques. Traitement : le même que le précédent. Alimentation : potage gras, poulet.

26 *novembre*. — Le malade a deux selles dysentériques, mais l'état général est satisfaisant dans la matinée, lorsque vers les dix heures il a des frissons avec sensation de froid et de chaleur, la peau est chaude, le pouls vibrant, de suite on lui fait prendre une potion avec sulfate de quinine 1 gr. 50.

27 *novembre*. — La fièvre dont l'accès a duré quelques heures a disparu, mais le malade conserve un peu de diarrhée.

Prescription. — Tisane de riz. Sulfate quinine 1 gr. 50. Vin cordial. Potage gras, poulet.

28 *novembre*. — Le malade va très bien, il est évacué à l'hôpital.

OBSERVATION IV (Personnelle)

Malade mort au deuxième accès de fièvre cholérique. — Autopsie.

Thaar ben Ali, 22 ans, journalier, habitant Dely-Brahim, entre à l'ambulance le 18 septembre 1867 à sept heures du soir.

Il raconte qu'il a eu les fièvres, il y a quelques jours, la diarrhée la pris la veille, à partir de ce moment il n'a pas uriné. Cyanose légère de la face. Refroidissement de la peau. Celle-ci a peu perdu de son élasticité. Pas de crampes. Les vomissements sont porracés. La diarrhée, d'abord bilieuse, devient, à minuit, blanche. Pouls petit, 65 pulsations. Langue sale. Oppression légère. La maladie, dit Thaar, a commencé par la tête.

Prescription. — Eucalyptus, rhum, sulfate de quinine, un gramme.

19 *septembre.* — Le malade va mieux, le pouls s'est relevé, la peau est chaude, les vomissements ont disparu, mais la diarrhée persiste, l'urination s'est faite. « La tête semble encore lui tourner. »

Prescription. — Un gramme de sulfate de quinine en potion et en lavement. Tisane de riz. Alimentation, potages.

20 *septembre.* — Thaar semble un peu abattu, il a conservé sa teinte cyanique. Plus de diarrhée. Potion, extrait de quinquina, 2 grammes, éther 20 gouttes.

21 *septembre.* — Sort sur ses instances de l'ambulance.

22 *septembre.* — Notre malade revient à pied à l'ambulance. Mais à peine couché il a une selle riziforme et il est pris de vomissements. La face est très cyanosée, la peau froide a perdu très peu de son élasticité, la langue est froide, la voix est éteinte. Pas de crampes. Agitation extrême, douleur à l'épigastre, sensibilité extrême de l'abdomen surtout au niveau de l'hypochondre gauche. Pouls nul. Pupilles contractées.

Potion : sulfate de quinine, 2 grammes. Thé. Sinapisme.

23 *septembre.* — Le malade qui a poussé des cris toute la nuit va un peu mieux dès qu'apparaît le jour. Mais vers les six heures, on veut faire son lit, à ce moment, il se refroidit, reste anéanti, et meurt à sept heures.

L'autopsie n'a pu être complètement faite. L'abdomen seul a été ouvert. On trouve les intestins poisseux et de couleur hortensia renfermant un liquide blanc. Légère psorentérie. La vessie est vide. La vésicule biliaire regorgeait de bile, le foie volumineux. La rate est hypertrophiée, noire et ramollie.

Observation V (de M. Collin).

Fièvre pernicieuse cholérique. Deux accès.

Figé, grenadier au 59ᵉ de ligne, en Italie depuis cinq ans, a été atteint en 1861 de fièvre rémittente.

Le 2 août 1864, il est amené de la caserne de Bocca-della-Verita dans le service que j'avais alors à l'hôpital Sainte-Thérèse.

Il est atteint de vomissements, de diarrhée, de crampes, de refroidissement, d'aphonie; les urines sont supprimées; les yeux entourés d'un cercle bleuâtre; le pouls imperceptible; ces symptômes ont débuté, dit le malade, au moment où il tremblait la fièvre.

Prescription. — Lavement avec 3 grammes de sulfate de quinine et 3 décigr. de teinture d'opium; potion avec 15 gr. d'acétate d'ammoniaque; glace *ad libitum.*

Le soir même, soulagement très marqué; peau encore fraîche; mais retour du pouls, de la miction, suppression des vomissements.

Le lendemain 3 août on prescrit une solution de 8 décigr. de sulfate de quinine, du thé et du bouillon.

Le 5, le malade se levait et la convalescence était si rapide et si franche que sur ses instances nous le laissons sortir le 10 août suivant, quinze jours après son entrée.

Le 23 août un brancard rapportait dans la même salle (n° 16), le même malade atteint de symptômes identiques à ceux qui avaient motivé sa première entrée; cette fois encore il venait de la caserne de la Boccadella-Verita.

Le même traitement fut appliqué avec un succès aussi complet qu'au premier accès, et, le 10 septembre suivant, Figé était renvoyé en France en congé de convalescence.

OBSERVATION VI (Personnelle.)

Mort au deuxième accès. Autopsie.

Sorven Joseph, âgé de 50 ans, habitant Bab-Ali, entre à l'ambulance le 9 septembre 1866 à trois heures du soir. Le malade est sans voix, le pouls est très faible, quatre-vingts pulsations, la peau froide et cyanosée n'a pas perdu de son élasticité. Selles incolores, vomissements riziformes. Le patient est insensible à la pression de la main sur la rate. La peau est couverte d'une sueur visqueuse. Pas de crampes.

Le malade venant d'un endroit très fiévreux, M. le docteur Gros prescrit une potion avec sulfate de quinine 2 grammes. Thé au rhum, sinapisme. Frictions excitantes térébenthinées et ammoniacales.

A cinq heures le malade va mieux, il y a de la réaction. Il répond aux questions qu'on lui pose, le pouls est plein, la cyanose et le froid ont disparu.

Le lendemain vers sept heures l'algidité revient, le pouls est faible, la peau cyanosée et visqueuse, les vomissements riziformes reparaissent. Malgré le traitement, potion sulfate de quinine 1 gramme, lavement avec le même alcaloïde un gramme cinquante, le malade meurt à huit heures du soir.

Autopsie. — Le cadavre est froid et peu cyanosé, le cerveau est congestionné. La rate est noirâtre et tellement ramollie qu'elle se brise entre les mains. Le foie est volumineux. Pas d'urine dans la vessie. Les autres organes sont normaux. Les intestins sont légèrement rosés, pas de psorentérie.

OBSERVATION VII (*Personnelle*).

Cas foudroyant. Autopsie.

Baddei Dominique, 51 ans, maçon, demeurant à Alger, rue Boutin, entre à l'ambulance le 23 septembre à 3 heures soir. Ce malade nous dit qu'il a passé quelques jours à l'arbah où il a pris les fièvres, il n'a pas eu de diarrhée.

La peau a conservé son élasticité, elle est cyanosée et froide, la langue et le nez sont froids, Pouls nul. Les pupilles sont un peu dilatées, les conjonctives sont légèrement injectées. Voix éteinte. Douleur de l'abdomen à la pression. Le malade a uriné dans la matinée.

Prescription. — Poudre d'ipéca 2 grammes. Potion de sulfate quinine 2 grammes.

Le malade fait des efforts pour vomir, il a un peu de diarrhée riziforme. Exténué par ces efforts il meurt à cinq heures du soir froid et cyanosé, sans avoir pris son quinine.

Autopsie. — Les méninges sont injectés. Liquide abondant sous-arachnoïdien et surtout à la base du cervelet. Pas de liquide dans les ventricules. Piqueté de la substance blanche.

Rien au cœur ni aux poumons.

L'estomac et les intestins de coloration normale renferment un liquide verdâtre, ils ne sont pas poisseux. On ne rencontre pas de psorentérie.

La rate un peu volumineuse est réduite en bouillie. Le foie est normal, vésicule biliaire vide, 600 grammes environ d'urine dans la vessie.

Le cadavre n'a pas conservé sa cyanose.

Observation VIII

Fièvre pernicieuse cholérique. Mort. Autopsie.

Mohamed ben Mohamed, âgé de 28 ans.

30 *octobre* 1866, 7 heures du soir. — Le malade est peu cyanosé, les yeux caves, la peau est froide, la langue chaude, le pouls petit, presque imperceptible. La peau n'a pas perdu son élasticité, si on la pince, elle revient immédiatement à sa forme primitive. Tous les organes sont successivement examinés, le foie et la rate sont hypertrophiés, ce qui est assez fréquent en Algérie. On veut interroger le ma-

lade sur ses antécédents, mais on ne peut obtenir de lui aucun renseignement; il se plaint de douleurs dans les bras et dans les jambes. Il a une selle involontaire bilieuse. Le diagnostic de fièvre pernicieuse à forme algide et porté par le D' Gros qui prescrit : sulfate de quinine 2 grammes, extrait de quinquina 4 grammes. Frictions sèches. Le malade meurt à 1 heure du matin

Autopsie. — Poumons sains.

Cœur normal; le droit renferme des caillots fibrineux.

Foie énorme pesant . . . . 1 k. 980 gr.
Rate hypertrophiée pesant . . . 1 k. 200 gr.

boueuse et friable.

TRAITEMENT

Le traitement de la fièvre cholérique est complexe car il y a, si j'ose parler ainsi, une fièvre greffée sur un cholérique.

L'élément paludéen est traité par le sulfate de quinine.

Comment doit-on donner le sulfate de quinine? À quelle dose et à quel moment.

Comme l'a fait remarquer si judicieusement Trousseau :

« Les accès de fièvre pernicieuse ne sont pas séparés les uns des autres par des intervalles aussi longs qu'ils le sont dans la fièvre intermittente régulière. Outre que chacun se prolonge au-delà de sa durée habituelle, ils sont anticipants ou subintrants. Anticipants, par exemple un premier accès ayant commencé à midi, l'accès suivant commence six heures plus tôt ; subintrants quand le premier accès n'étant pas encore terminé le second a déjà commencé : ces accès s'imbriquent les uns dans les autres de telle sorte que le malade n'a pas le temps de se remettre de l'assaut qu'il a eu à supporter au moment où il en a un second à soutenir. »

Aussi ne faut-il pas donner le sulfate de quinine suivant la méthode ordinaire. Il s'agit dans ce cas d'aller vite et à dose massive. C'est ainsi qu'on donne une solution contenant 2 et 3 grammes du sel quinique.

Si le malade vomit sa potion il faut la renouveler, au besoin si les gardes-robes ne sont pas trop fréquentes prescrire un lavement avec 1 gramme de quinine.

La méthode endermique, quoique la peau fonctionne mal dans la fièvre cholérique, peut rendre ici encore quelques services.

C'est ainsi que pour calmer l'anxiété précordiale M. le Dr Gros prescrivait un large vésicatoire appliqué sur l'épigastre. Dès que le vésicatoire avait produit son action on déposait sur la plaie du sulfate de quinine.

Ce sel, d'après les expériences de M. Briquet, doit être appliqué sous forme de dissolution, car à l'état pulvérulent il détermine une cuisson vive, et peut même donner lieu à une plaie ulcéreuse.

On a fait encore des injections hypodermiques avec une solution ainsi composée :

> Bromhydrate de quinine. . . . . . 1 gramme
> Eau . . . . 4 grammes

Injecter 10 gouttes.

Mais nous ferons à ces injections le même reproche qu'à la méthode endermique c'est que l'absorption par la peau se fait mal lorsqu'il y a algidité.

La médication employée contre les accidents cholériques est une médication de symptômes. Aussi chacun d'eux était traité au fur et à mesure qu'il se présentait par M. le professeur Gros. Telle médication qui avait sa raison d'être à certain moment pouvait être inutile, et même nuisible, quelques instants après.

C'est ainsi qu'après avoir amené la réaction chez les cholériques par les moyens usités en pareil cas, tels que frictions sèches, liniment ammoniacal térébenthiné, boules d'eau chaude, alcool, potions excitantes, etc., on était obligé bien souvent de la calmer ; car immédiatement se manifestaient des signes de congestion cérébrale ; la face devenait rouge et turgescente, les yeux s'injectaient, les malades accusaient de la céphalalgie. La réaction était donc assez facile à obtenir, et l'écueil était de la voir arriver trop vite et trop brusque.

Lorsque la maladie devait se terminer favorablement, la réaction qui se produisait était très lente ; si elle était trop brusque, elle amenait à sa suite de la congestion des organes splanchniques et principalement celle du cerveau.

Bon nombre de nos malades ont succombé avec des symptômes typhoïdes, accompagnés de hoquets excessivement pénibles. Trois d'entre eux nous ont présenté une éruption assez semblable à celle de la rougeole.

Mais revenons à la médication. Pour guérir le choléra, il ne suffit pas de réchauffer l'enveloppe cutanée, il faut encore amener l'organisme à réagir contre la cause inconnue qui produit la cyanose et les évacuations alvines.

Pour arriver à ce résultat, il faut, avant tout, éviter de produire ces congestions dont tout le monde connaît la gravité.

Dans les cas où, malgré les précautions prises la réaction obtenue était trop violente et trop vive, des sinapismes aux jambes, de la glace sur la tête et chez un petit nombre de malades, des sangsues aux apophyses mastoïdes, ont remédié à cet état. Les boissons excitantes, soit seules, soit additionnées de rhum, telles que thé, café, infusion de menthe, etc., étaient suspendues.

Les boissons, à ce moment, étaient ordonnées tièdes ; car, ainsi que le faisait remarquer M. le docteur Gros, les boissons chaudes ou glacées amènent à un égal degré la réaction ; et si l'on doit donner le choix, dans le choléra, à l'une ou à l'autre méthode, il faut, de préférence, employer la glace ou les boissons glacées, qui, tout en amenant la réaction, tendent aussi à arrêter les vomissements. Il importe cependant, au bout d'un certain temps, de réveiller l'estomac paralysé par les boissons glacées, et, pour cela, nous nous sommes très bien trouvé de l'emploi de l'eau de Seltz associée au vin. Les moyens pour obtenir une violente réaction à la peau, tels que bains de moutarde, enveloppement dans des couvertures de laine trempées dans de l'eau sinapisée, ont été employés sans succès ; ils ont augmenté les angoisses ainsi que les congestions viscérales ; ils présentent, en outre, un grand inconvénient, celui de déplacer le malade.

Or, nous avons remarqué que dans le choléra, le repos et l'immobilité sont absolument nécessaires, car les mouvements que l'on fait faire au patient le fatiguent, l'épuisent et amènent une syncope souvent mortelle.

Ainsi, deux de nos cholériques sont morts à la suite des mouvements nécessaires pour les baigner ou les envelopper, trois pendant qu'on les changeait de lit, trois autres enfin en se débattant contre l'infirmier qui voulait les forcer à prendre leur potion.

Les crampes furent combattues avec succès par les frictions sèches, la compression, au moyen de bandes, des muscles contracturés, et par le liniment ammoniacal térébenthiné.

L'anxiété précordiale était, comme on le verra dans les observations, un des symptômes le plus constant, le plus fatigant, et en même temps le plus douloureux pour le malade ; elle le plongeait dans une angoisse indescriptible. Elle eut aussi son traitement : à l'arrivée du malade, on ordonnait un cataplasme de farine de lin aussi chaud que possible, saupoudré de farine de moutarde. Le cataplasme sinapisé embrassait la partie inférieure de la poitrine, le creux épigastrique, et descendait jusque sur l'abdomen. On le remplaça plusieurs fois par un sinapisme de la même dimension. Mais ce fut le vésicatoire qui nous rendit le plus de services contre l'oppression et la constriction douloureuse de la poitrine ; en outre, il nous permit dans certains cas de faire absorber par la peau certains médicaments, tels que morphine ou atropine, lorsque les symptômes nerveux prédominaient, ou pour arrêter le hoquet si pénible pour les malades et que nous avons vu très fréquemment.

Nous ne parlerons pas de certains médicaments, tels que les opiacés, les excitants, le sous-nitrate de bismuth, etc., etc. Certes, ils nous ont été utiles pour combattre certains symptômes et certains états. Nous abordons de suite l'étude de deux médicaments peu employés dans le choléra et qui nous ont semblé cependant très efficaces : nous voulons parler de l'aloès et de l'eucalyptus globulus.

L'aloès a eu chez nos malades une efficacité réelle ; les évacuations alvines furent modifiées dans leur couleur et leur consistance par ce médicament pris à l'intérieur à doses assez fortes. M. le docteur Gros le prescrivait dans le but d'agir sur la sécrétion biliaire ; car ainsi que nous l'avons déjà fait remarquer, dans toutes les autopsies que nous avons faites, nous avons toujours trouvé la vésicule biliaire gorgée d'une bile épaisse et visqueuse, mais ne s'écoulant que difficilement dans l'intestin.

Qu'il nous soit permis ici de citer l'opinion de Trousseau sur l'action de l'aloès : « Widikind soutient que cette substance n'agit pas directement sur les intestins, mais qu'elle est absorbée et qu'elle va stimuler d'une manière particulière le foie, dont elle augmente la sécrétion. Il voit des preuves de son opinion dans la lenteur de ses effets, dans la nature des selles, qui sont toutes bilieuses et d'une nature spéciale, » et dans ce que, pris en lavement, l'aloès n'irrite pas plus que l'eau tiède et purge cependant huit ou dix heures après, lorsque son effet sur le foie a eu lieu (*Bulletin des sciences médicales de Ferrussac*, tom. XII, p. 79).

D'après cette opinion sur le mode d'action de l'aloès, Guillemin eut l'idée d'employer ce médicament dans le traitement du choléra épidémique, dans lequel la sécrétion de la bile paraît suspendue, et qui semble s'amender lorsque les déjections commencent à se colorer. Quelques essais furent tentés, mais leur petit nombre s'oppose à ce qu'on puisse en rien conclure. Il paraît cependant qu'aux Indes et en Pologne, des préparations dans lesquelles entre l'aloès sont employées utilement dans le choléra morbus (Guillemin, *Considérations sur l'amertume des végétaux*, thèse de Paris, 1832).

Douze de nos malades prirent de l'aloès ; on leur prescrivit jusqu'à 10 ou 15 pilules à 0,1 décigr. par jour, à la suite desquelles les selles jusqu'alors décolorées, devinrent verdâtres, et une amélioration notable se produisit ;

sept d'entre eux furent guéris, cinq succombèrent dans l'état typhoïde.

Nous ne donnerons que quelques observations quoique nous les ayons toutes recueillies. Le cadre de notre travail ne nous permet pas de relater les soixante-dix-huit observations que nous avons prises pendant cette épidémie. Du reste, beaucoup d'entre elles se ressemblent et nous nous exposerions à de nombreuses et fastidieuses répétitions.

Les vomissements sont certainement, chez les cholériques, un des symptômes les plus embarrassants ; car, outre qu'ils fatiguent énormément le malade, ils empêchent l'ingestion des médicaments et des aliments. L'alimentation doit préoccuper d'une façon toute spéciale le médecin appelé à soigner des cholériques.

En effet, dans la période typhoïde, toujours si redoutable, qui laisse l'organisme dans une sorte d'agonie dont la durée se prolonge quelquefois de huit à dix jours, les boissons toniques et alimentaires ont amené parfois la guérison de malades en apparence désespérés.

L'infusion d'*eucalyptus globulus* nous rendit de grands services pour combattre les vomissements, là où avait échoué la glace, l'eau de Seltz, la potion de Rivière, etc. ; elle fut d'abord ordonnée comme succédanée de l'essence de térébenthine, que M. le docteur Dru avait employée avec succès dans l'épidémie cholérique de 1849, à Alger.

Le docteur Duclos (*Union médicale*, 1865) en fait aussi les plus grands éloges. On sait, en effet, qu'ingérée dans les organes digestifs, la térébenthine détermine une sensation de chaleur à l'estomac et dans les intestins, et produit une stimulation générale qui se porte surtout sur les organes sécréteurs. Elle donne lieu, le plus souvent à une chaleur abdominale prononcée, à des nausées, à un effet purgatif assez intense et qui n'a pas les inconvénients ou les dangers des drastiques.

On prescrivit donc à un cholérique une potion d'essence de térébenthine à vingt-cinq gouttes ; le malade se plaignit du goût désagréable de la potion : il la rendit presque immédiatement. On changea la préparation ; on la lui fit prendre en émulsion. Quelques instants après, elle était rendue. On essaya alors un mélange d'essence de térébenthine et de miel ; il ne fut pas mieux supporté.

Le même fait se reproduisit sur un autre malade ; c'est alors qu'on chercha à remplacer l'essence de térébenthine et qu'on fit choix de l'infusion de feuilles d'eucalyptus. J'ai eu le premier l'idée de faire une infusion de feuilles d'eucalyptus, et de l'expérimenter sur moi-même. J'avais été amené à cette idée par la ressemblance de parfum que possèdent les feuilles de cette myrtacée avec l'essence de térébenthine. En effet, les feuilles sont chargées de résine et d'une essence qui lui est analogue.

Nous résolûmes donc de remplacer les boissons excitantes par l'infusion d'eucalyptus ; cette myrtacée formait une plantation assez considérable autour de l'ambulance. Le premier malade à qui elle fut prescrite était complètement algide, tourmenté par une diarrhée et des vomissements incessants. On lui prescrivit un litre d'infusion d'eucalyptus glacée. A cinq heures du soir, la diarrhée continue, moins abondante cependant ; mais les vomissements sont calmés, la voix est moins éteinte, le pouls s'est relevé et le corps réchauffé. A sept heures du matin il urine.

Cette amélioration notable était-elle due à l'infusion?

Les vomissements avaient-ils été calmés par elle?

Pour nous en rendre compte, nous suspendons le médicament et nous voyons disparaître l'amendement obtenu ; l'état du malade s'aggrave.

On prescrit de nouveau l'infusion : l'amélioration devient évidente, les vomissements cessent, le corps est réchauffé, la nature des selles est changée. Ce dernier fait semble moins étonnant, lorsqu'on sait qu'Alibert ordonnait l'eucalyptus dans les diarrhées chroniques. Il a, dit-il, par ce moyen arrêté les diarrhées les plus rebelles, asthéniques et entretenues par des ulcères. *Dictionnaire des sciences médicales*, 1815, t. XII.

Nous ne nous appesantirous pas davantage sur l'action de ce médicament. Nous nous résumerous en disant que l'infusion fut prescrite à quarante-huit malades.

Nous avons remarqué que trente-cinq d'entre eux ont eu les vomissements arrêtés trois heures en moyenne après l'ingestion.

Chez sept, elle les a calmés.

Sur six seulement elle a été sans action.

Nous employâmes l'infusion des feuilles d'eucalyptus ; les fruits et l'écorce donnent le même résultat. Quant à l'alcoolé, nous ne pûmes guère l'employer car il contient, en suspension une grande quantité de résine, qui se précipite dès qu'on y ajoute de l'eau, et ce liquide louche et

Imp. A. DERENNE, Mayenne. — Paris, boulev. Saint-Michel, 52.

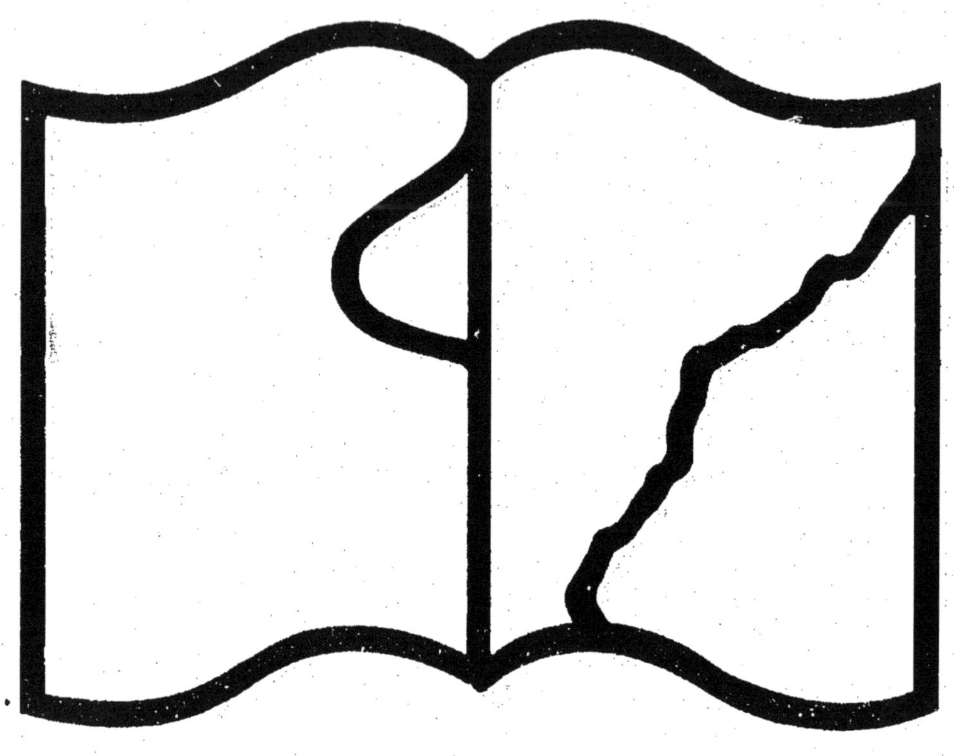

Texte détérioré — reliure défectueuse

NF Z 43-120-11

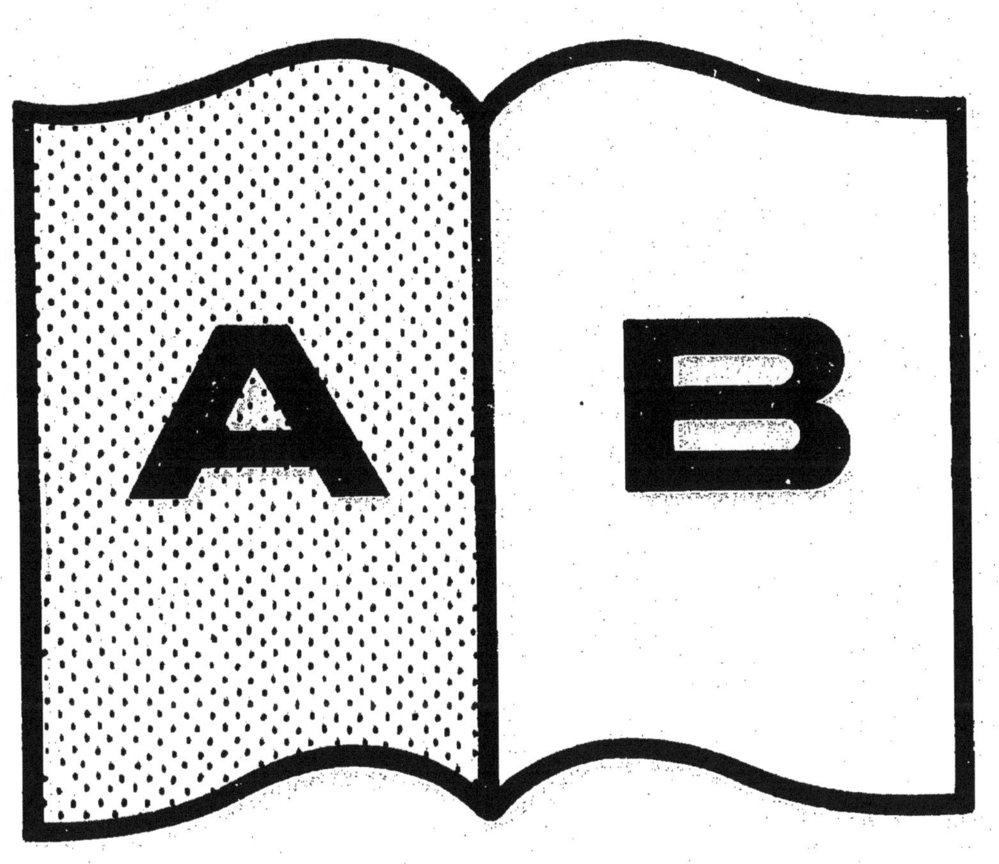

Contraste insuffisant

NF Z 43-120-14

9 782013 581455